AF271927

In guten wie in schlechten Zeiten - Einsichten eines Landarztes

von Dr. med. Ralf-Alexander Schön

3. Auflage

Einleitung

Nach über 30 Jahren als Landarzt in der Eifel habe ich
viel Schönes und Interessantes erlebt:
Patienten, die einem ans Herz gewachsen sind,
arbeiten in einer schönen durch Vulkanismus
geprägten Landschaft.
Hausbesuche, wo andere Urlaub machen.
Aber neben der Freude an der Arbeit erlebte ich auch
Kummer und Leid, als Motto eines Hausarztes gilt
nämlich: Unter jedem Dach findet sich ein Ach.
Leid lässt sich oft nur mit Humor ertragen,
weshalb dieser in diesem Buch nicht zu kurz kommen
soll.

Außerdem habe ich den Anspruch gehabt,
allgemeinverständlich zu informieren.
Rat und Trost, direkt vom Arzt!
Der Hausarzt wird in vielen Regionen Deutschlands
zu einer seltenen Art. Es ist aber einer der schönsten
Berufe der Welt und ich möchte speziell dem
ärztlichen Nachwuchs Mut machen, sich dafür zu
entscheiden.
Die dritte Auflage bringt mehr lebendige Erzählungen
und ist noch verständlicher geschrieben.

Die Kapitel dieses Buches beruhen ausschließlich auf meinen persönlichen Erfahrungen als Arzt, weshalb ich hier kurz meinen biografischen Werdegang skizzieren möchte:

Ich habe von 1979 bis 1985 Medizin an der Universität in Gießen studiert und war danach zwei Jahre lang in der Wissenschaft tätig. Danach folgten sechs Jahre in Kliniken und über 30 Jahre in einer Landarzt-Praxis in der Eifel.

Ich arbeitete wissenschaftlich als Mikrobiologe und als Schmerztherapeut. Es folgten Tätigkeiten als Narkosearzt, Notarzt, Intensivmediziner und praktischer Arzt.
Ich wurde Facharzt für Allgemeinmedizin, machte Zusatzbezeichnungen in Umweltmedizin und in Homöopathie, Fortbildungen in Akupunktur und Psychosomatischer Grundversorgung. Fünf Jahre lang führte ich eine homöopathische Privatpraxis parallel zu meiner Anstellung in einer Kassenpraxis.

Ich stamme in fünfter Generation aus einer Friseur-Familie aus Heilbronn. Der Name Schön geht auf das Schönmachen zurück.

Inhaltsverzeichnis:

Arzt und Doktor

Der Arzt als Halbgott in Weiß?

Das Klima in unserer Gesellschaft hat sich verändert.
Der Arzt ist nicht mehr der Halbgott in Weiß, Gott sei
Dank!
Die Menschen sind aber egoistischer und
anspruchsvoller geworden.
Der Arzt ist nun auch Dienstleister und soll möglichst
alle Wünsche erfüllen:
Rentenbegehren, Arbeitsunfähigkeit, Wunsch-
Rezepte, Massage-Rezepte, Taxischein, usw.
Die Liste ist lang!
Der Hausarzt tut gut daran, nur das zu verwirklichen,
was ihm sein Gewissen erlaubt.
Er muss seine Entscheidungen nicht unbedingt
rechtfertigen, er kann dies aber in einer
partnerschaftlichen Art und Weise mit dem Patienten
tun. Hier gilt es freundlich und bestimmt zu
informieren.
Man kann über alles reden, sollte sich aber nicht im
Ton vergreifen. Dies gilt auch für die Patienten!

Doktortitel

Der Doktortitel ist das Aushängeschild des Arztes.
Oder war es.
Denn immer weniger Ärzte machen eine Doktorarbeit.
Man ist ohne Doktortitel auch kein schlechterer Arzt,
auch wenn manche ältere Patienten das immer noch
glauben.
Eine Doktorarbeit zeigt nur, dass sich ein Arzt
ausgiebig mit einem wissenschaftlichen Thema
beschäftigt hat.
Über sein Wissen und Können in der Medizin sagt der
Doktortitel nichts aus.
Dies gilt auch für den Professorentitel.
Respekt kann man gegenüber Professoren haben, aber
man braucht ihretwegen nicht vor Ehrfurcht erstarren.
Man sollte grundsätzlich allen Menschen respektvoll
begegnen, vor allem Älteren, Behinderten und
Kindern. Keiner ist durch einen Titel etwas Besseres.

Die erste Doktorarbeit, die ich anfing, handelte von
Maulwürfen.
Jetzt wird es wissenschaftlich!
Der Titel sollte heißen: "Vergleichende
Untersuchungen des Innenohres von Mensch und
Maulwurf ". Also ein anatomisches Thema.

Tatsächlich haben Mensch und Maulwurf ein ähnliches Hörspektrum: von 20 bis 20.000 Hertz.

Das Problem war, dass ich Maulwürfe fangen musste. Also wurde in Brehms Tierleben nachgelesen: Maulwürfe fängt man mit speziellen Maulwurfsfallen, die man vorher mit Maulwurfsfell abreiben muss, damit sie nicht nach Mensch riechen.

Schön und gut, aber was macht man, wenn man noch nie einen Maulwurf gefangen hat?

Um es kurz zu sagen: Die drei Fallen, die ich in Gänge an Maulwurfshügeln platzierte, waren ohne Erfolg.

Dann wurde der Maulwurf 1988 auch noch unter Naturschutz gestellt und ich gab die Doktorarbeit frustriert auf.

Jahre später lief ich durch den Pfälzer Wald und was rollte mir da von einem Abhang entgegen? Ein putziges, schwarzes Kerlchen. Ich hob den Maulwurf auf, der eine gewaltige Kraft mit seinen Schaufeln entfaltete und mich in der Hand kratzte. Natürlich setzte ich ihn vorsichtig auf den Boden, wo er sich erstaunlich schnell eingrub.

Nach diesem Ausflug in die Tierwelt, folgte mein zweiter Versuch, den Doktortitel zu erringen, diesmal erfolgreich.
Ich hatte das Glück, im Rahmen meines Zivildienstes in der Schmerzambulanz der Uniklinik Gießen arbeiten zu können. Von meinem damaligen Vorgesetzten Prof. Herget bekam ich ein Thema, das ich für sehr wichtig hielt: „Die Schmerztherapie von Krebskranken im Endstadium."
Ich entwickelte ein Spritzen-System, mit dem sich der Patient selbst versorgen konnte, ähnlich dem Pen der Diabetiker.

In unserer Schmerzambulanz behandelten wir fast nur Patienten mit chronischen Schmerzen.
Wir waren trotzdem eine optimistische Abteilung mit einem guten Betriebsklima und sagten mitunter, dass wir in der „Scherz-Ambulanz" arbeiteten.
Obwohl wir untereinander oft zu Scherzen aufgelegt waren, behandelten wir unsere Patienten doch sehr sorgfältig, gewissenhaft und auch mit dem nötigen Ernst.
Wir kombinierten das Beste aus der Schulmedizin und aus der alternativen Medizin.
Unser Professor hatte zuvor jahrelang Akupunktur in China studiert.

Bei chronischen Kopfschmerzen setzten wir gerne
Körper- und Ohrakupunktur ein.
Bei chronischen Rückenschmerzen wandten wir
Neuraltherapie nach Huneke, Akupunktur und Haut-
Ausleitungsverfahren an.

Die Therapie in der Medizin kann prinzipiell auf zwei
Arten funktionieren: Erstens, man gibt etwas dazu
oder zweitens, man nimmt etwas weg.
Die Addition ist von größerer Bedeutung.
Beispiele sind die Gabe von Medikamenten oder die
Substitution von Hormonen wie Insulin.
Operationen mit künstlichen Knie- oder
Hüftgelenken, Herzschrittmacher, etc. zählen auch
dazu.
Bei der Subtraktion wird etwas weggenommen, z.B.
eine Geschwulst oder eine Flüssigkeit bei der
Kniegelenks-Punktion.

Große Bedeutung in der Schmerzambulanz hatte die
Subtraktion bei den sog. Ausleitungs-Verfahren.
Bei der Haut-Ausleitung werden Schmerz erzeugende
Substanzen über die Haut ausgeschieden.
Dazu verwendet man sogenannte Cantharidenpflaster,
die aus dem Käfer *Cantharis vesicatoria* gewonnen
werden, der als Schutz vor Fressfeinden ein
blasenbildendes Gift entwickelt hat.

Diese Pflaster verbleiben 8-12 Stunden auf der Haut und erzeugen große Blasen.
Die Blasen werden eröffnet, der Inhalt wird abgesaugt und kann wissenschaftlich untersucht werden.
Dies taten wir auch und fanden darin Schmerzstoffe, deren Entfernung schmerzlindernd wirkt.
So hatten wir sogar bei Patienten Erfolg, die mehrmals an der Bandscheibe operiert waren.
In früheren Zeiten waren Nießmittel (z.B. Schnupftabak) und Carminativa beliebt, auch eine Art von Ausleitung.
Die Namensgebung Carminativa kommt von Carmen (lat. = das Lied), also Musik erzeugende Medikamente.
Das sind im Prinzip „Furz"-Mittel zur Beseitigung von Blähungen.

Weitere Schwerpunkte waren die bioelektrische Funktionsdiagnostik, die von unserem Abteilungs-Physiker praktiziert wurde. Damit konnten Störfelder entdeckt werden.
In der Therapie verwendeten wir neben den üblichen Medikamenten auch pflanzliche und homöopathische Präparate.

Auch die sogenannte Darmsanierung, ein weiteres ausleitendes Verfahren, war eine erprobte Methode zur Verbesserung des Milieus im Darm. Zuerst wurde ein starkes Abführmittel gegeben, dann wurde der Darm mit Probionten, das sind „gute" Bakterien, wieder aufgebaut und mit pflanzlichen Mitteln wie z.B. der Kamille oder Myrrhe wieder stabilisiert. Wir waren bei unseren Patienten sehr beliebt, boten wir doch Verfahren als Kassenleistungen an, die sonst nur von Privatärzten praktiziert wurden.

Einmal war auch das hessische Fernsehen in unserer Abteilung und berichtete über unsere ungewöhnlichen Methoden.
Wenn einer der Mitarbeiter Geburtstag hatte, spielte unser Professor ihm auf seinem Alt-Saxophon ein Ständchen. Und es störte keinen, wenn die Patienten das mitbekamen.
Wie gesagt, es war eine schöne Zeit, dort zu arbeiten!

Danach folgten vier Jahre in der Anästhesie.
Aus dieser Zeit gibt es spannende Erlebnisse als Intensivmediziner und Notarzt, über die ich gerne im Folgenden berichten möchte.
Trigger-Warnung: Die folgenden drei Kapitel könnten empfindsame Personen beunruhigen.
Bitte in diesem Fall mit Vorsicht lesen!

Intensivmedizin

Die Arbeit auf einer Intensivstation gehört zum Anspruchsvollsten, was die Medizin zu bieten hat. Das ärztliche und pflegerische Personal ist vor allem in Nachtdiensten bis an die Grenzen der körperlichen und geistigen Leistungsfähigkeit gefordert. Ein Beispiel: Wir sind abgemeldet, d.h. der Chefarzt sagte mir eindrücklich, dass ich diese Nacht keine weiteren Patienten annehmen durfte. Er hatte einen gemütlichen Abend mit Gästen geplant. Leider kam es anders. Unsere Klinik befand sich ca. einen halben Kilometer vom Hauptbahnhof entfernt und dort passierte gegen 20:00 Uhr ein schrecklicher Unfall. Ein 14-jähriges Mädchen stolperte und geriet mit ihrem rechten Bein zwischen einen abfahrenden Zug und der Bahnsteigkante. Es kam zu einem Rotationstrauma, bei dem das Bein fast vollständig abgerissen wurde. Da wir die Klinik in der Nähe waren und andere Krankenhäuser auch „rot" gemeldet waren, nahm ich die junge Frau auf, was ihr wahrscheinlich das Leben rettete. Dies brachte mir jedoch keine Lorbeeren ein, sondern zunächst einmal einen Rüffel vom chirurgischen Chefarzt, der nun mehrere Stunden lang operieren musste. Auch ich hatte durch unseren Neuzugang eine

schlaflose Nacht und habe sie intensiv betreut.
Sie benötigte noch ca. 10 Bluttransfusionen, d.h. ca.
jede Stunde musste ich einen neuen Blutbeutel aus
dem Labor holen. Anschließend wurde ein sog.
Bed-Side-Test gemacht, um die Richtigkeit der
Blutgruppe zu überprüfen.
Dann wurde die Blutkonserve über einen Venen-
Zugang langsam verabreicht.
Die Patientin befand sich in einem künstlichen Koma
und man hatte andauernd ihre Körperfunktionen wie
Herzfunktion, Blutdruck, Stoffwechsel und Atmung
zu überwachen, da sie natürlich intubiert und noch
beatmet war.
Vielleicht sollte ich erwähnen, dass unsere
Intensivstation insgesamt 18 Beatmungsplätze hatte,
sie war also beileibe nicht meine einzige Patientin.
Die junge Frau überlebte, auch ihr Bein wurde
gerettet.
Am Morgen danach bekam ich auf der großen Visite,
die der Übergabe diente, noch eine unverdiente Rüge,
vermutlich weil ich mich nicht an die Weisung des
Chefarztes gehalten hatte, keinen Patienten mehr
aufzunehmen.
Nach ca. 24 Stunden nonstop auf den Beinen und
einem anstrengenden Nachtdienst musste man
möglichst noch alle Laborwerte auswendig im Kopf
haben.

Einen wusste ich nicht und wurde vor versammelter Mannschaft angeschnauzt: „Sagen sie doch gleich, dass sie es nicht wissen!"
Leider herrschte damals noch eine strenge Hierarchie. Aber solche als Unrecht empfundenen Erfahrungen führten letztendlich dazu, dass ich den Klinikbetrieb verließ und mich der ambulanten Medizin in einer Praxis zuwandte, wo ich im Prinzip mein eigener Herr wurde.

Ich erinnere mich jedoch aus dieser Zeit an eine schöne Sache. Wenn ein Transport mit dem Helikopter anstand, der von einem Arzt der Intensivstation begleitet werden musste, losten wir diesen „Glücklichen" aus.
Ich gehörte leider nie dazu, trotzdem freute ich mich für die Kollegen, wenn sie danach berichteten, die Welt hätte wie eine Miniaturwelt von „Lego-Land" erschienen.
Vor allem Wuppertal mit der Schwebebahn muss wohl beeindruckend aus großer Höhe ausgesehen haben.

Narkosearzt

Eine Narkose zu führen ist vergleichbar mit der
Aufgabe eines Piloten beim Fliegen.
Schwierig sind Start und Landung, wenn man erst
einmal in der Luft ist, sind Unglücke selten.
Bei einer Narkose heißt der Start Einleitung, es wird
ein venöser Zugang gelegt, d.h. eine Dauernadel in
eine Vene der Ellenbeuge oder des Handrückens.
Dann injiziert, d.h. spritzt man ein Barbiturat, das ist
ein Einschlafmedikament. Es folgt ein
Muskelrelaxans, das ist ein muskelentspannendes
Medikament. Es führt zu einer totalen Erschlaffung
des Körpers. Erst jetzt ist eine maschinelle Beatmung
möglich und auch der Operateur kann schneiden, ohne
dass der Patient zuckt.
Doch zuvor haben die Götter die Intubation gesetzt,
das Herzstück der Anästhesie, und die muss schnell
erfolgen.
Sie dient der künstlichen Beatmung, zu diesem
Zwecke muss ein Tubus, das ist ein weiches Plastik-
oder Gummirohr, in die Luftröhre gelegt werden.
Man öffnet den Kiefer mit einem spreizenden Griff
von Daumen und Mittelfinger der rechten Hand, mit
der Linken führt man vorsichtig, um die Zähne nicht
zu verletzen, das Laryngoskop ein, das ist im Prinzip
ein gebogener Metallspatel mit einem Lämpchen dran.

Dieser hat eine seitliche Führung, in die der Tubus hervorragend passt.

Der Tubus wird vorsichtig über den Kehldeckel in die Luftröhre vorgeschoben und dort platziert, indem man ihn blockt. Darunter versteht man das Aufblasen eines kleinen Ballons, der einen stabilen Sitz des Tubus in der Luftröhre bewirkt. Zusätzlich wird der Tubus am Mund mit Klebeband fixiert.

Ist der Patient erst intubiert und beatmet, passiert nicht mehr viel, die Narkose wird überwacht, es werden Körperfunktionen wie Herzschlag und Blutdruck kontrolliert, die Lider werden zugeklebt, damit die Hornhäute der Augen nicht austrocknen, auf eine korrekte Lagerung des Körpers muss geachtet werden, damit es nicht zu Druckschäden kommt.

Die Landung heißt analog Ausleitung einer Narkose, der Patient erwacht und jetzt müssen mehrere Dinge gleichzeitig passen und passieren.

Der Beatmungsschlauch muss entfernt werden, gleichzeitig sollte der Patient schon selbst die Atmung übernehmen können. Dies ist ein spannender Moment, denn der Patient darf nicht zu früh und auch nicht zu spät erwachen, eine punktgenaue „Landung" ist erforderlich. Im Notfall kann man per Hand eine Maskenbeatmung vornehmen.

Ein Bonmot lautet: „Anästhesie sind Stunden der Langeweile und Sekunden des Schreckens."

Notarzt

Ich hatte einmal einen Einsatz im Wald.
An diesem Tag regnete es fürchterlich, sodass sich in kürzester Zeit überall circa 20 cm tiefe Schlammpfützen bildeten.
Ein Waldarbeiter wurde überfahren, er überlebte nur, weil es ihn in den Schlamm gedrückt hat, aber er hatte einen Beckenbruch und entsprechend viel Blut verloren.
Ich legte ihm mehrere Zugänge und hing Infusionen an. Er war ohnmächtig und musste beatmet werden – und wog geschätzte 150 kg.
Der Krankenwagen stand 500 Meter entfernt und kam nicht durch den Schlamm.
Die Unterlage, auf der der Patient lag, ließ sich auch mit fünf Mann nur mühsam ziehen.
Bei jedem Schritt sank man knöcheltief ein.
Nach ca. 10 Minuten kam ein Mann aus dem Dorf und hatte einen großen Kaltblut-Hengst dabei. Schnell wurde die Matte angeschirrt, ich legte mich mit darauf, damit ich weiter ungestört beatmen konnte und die Fahrt ging zurück zum Rettungswagen und von da zum Rettungs-Hubschrauber.
Später telefonierte ich noch mit der Uni-Klinik und erfuhr, dass der Mann überlebt hatte, jedoch noch etliche Einheiten Blut (ca. 50) benötigte.

Der nächste Notarzteinsatz fand mitten in einer
Fußgängerzone statt.
Ein älterer, ohnmächtiger Mann mit Anzug und
Krawatte lag auf dem Pflaster, um ihn herum hatte
sich schon eine Menschentraube gebildet.
Ich wurde wütend!
Erst einmal verschaffte ich mir Platz.
Wir hoben seine Beine etwas an. Dann wurde die
Krawatte gelockert und der erste Hemdenknopf
geöffnet. Der ältere Herr kam spontan wieder zu sich.
Das hätte jeder der herumstehenden Gaffer auch
schon machen können!

Einen weiteren Einsatz hatte ich in einer sehr
abgelegenen Gegend in der Eifel. Die junge Frau war
schwer krank. Das sah man auf den ersten Blick, da
die Augenbindehäute knallgelb waren und der Bauch
aufgetrieben war wie bei einer Schwangerschaft im
siebten Monat, wobei aber keine Schwangerschaft
vorlag. Sie hatte nur Angst vor Ärzten und dem
Krankenhaus, und wollte bisher nicht behandelt
werden.
Gegen ihren Willen hatte der Lebensgefährte den

Notarzt gerufen, weil sie über Atemnot klagte.
Jetzt war es leider zu spät!
Sie verstarb trotz Intubation und halbstündiger
Reanimation im Rettungswagen nach zwei
Kilometern Fahrt. Meine vorläufige
Verdachtsdiagnose: Fortgeschrittenes Gallenblasen-
oder Bauchspeicheldrüsen-Karzinom mit Aszites
durch Peritonealkarzinose und Pleuraerguß.
Entgegen den Darstellungen im Fernsehen darf die
Fahrt mit einem Verstorbenen nicht im
Rettungswagen fortgesetzt werden, sondern wir
mussten eine halbe Stunde am Rand einer
Landstraße auf den Bestatter warten.

Wir kamen beim nächsten Einsatz an eine
Unfallstelle, die uns Rettungskräften leider nur zu gut
bekannt ist, eine wunderschöne Gegend mit Ausblick
auf Berge und einen großen See, aber einer
gefährlichen Linkskurve.
Eine Mutter mit drei Kindern ist zu schnell gefahren,
der Wagen hatte sich mehrmals überschlagen, weshalb
ich leider vier Schwerverletzte hatte.
Sofort wurde die Leitstelle informiert, es wurden drei
weitere Notärzte angefordert. Zu meinem Glück
waren sie in ca. 5-10 Minuten vor Ort.
In der Zwischenzeit hatte ich Hochbetrieb und musste

etwas tun, was jeder Arzt hasst, nämlich eine Triage vornehmen. Das bedeutete, dass ich entscheiden musste, welchen der vier Patienten ich zuerst behandelte.

Ein ca. zehn Jahre alter Junge atmete nicht mehr, ihm galt also meine Hauptsorge. Er wurde intubiert und beatmet, inzwischen wurden auch die Mutter und die beiden anderen Kinder behandelt. Auch meine beiden Rettungsassistenten hatten gute Arbeit geleistet, die Blutungen abgebunden und das Schlimmste verhindert.

Alle vier Patienten überlebten den schweren Unfall.

Ein weiterer Einsatz fand in einem Hotel statt. Ein Patient lag nicht ansprechbar, wohl mit einem Herzinfarkt, auf dem schmalen Hotelbalkon. Die Türe war nicht zu öffnen, denn der übergewichtige Mann lag genau davor und der Balkon war sehr klein.

Also mussten die Feuerwehrleute ran!

Sie fuhren mich mit der Drehleiter in ca. 15 Meter Höhe, wir hievten den Patienten samt Trage darauf, und zurrten ihn fest. Ich fand im dem Korb keinen Platz mehr und stand mit beiden Beinen außerhalb auf der Plattform. Dabei musste ich mich mit der einen Hand festhalten, und mit der anderen den Patienten weiter beatmen.

Ohne Sicherungsseil für mich kamen wir heil auf dem Boden an.
Der Mann kam auf die Intensivstation und überlebte.

Der nächste Einsatz führte mich zu einer großen Fabrik, hier kam ein Arbeiter ums Leben. Wie bei jedem Einsatz trug ich Spezialschuhe mit Stahlkappe und säurefester Sohle. In diesem Gelände war das eine absolute Notwendigkeit. Ich fand den Mann unter mehreren Betonplatten, die verrutscht waren. Da auch für uns Helfer Gefahr für Leib und Leben bestand, und seine Verletzungen mit dem Leben nicht mehr vereinbar waren, füllte ich nur einen Totenschein aus, vermerkte „nicht-natürlicher Tod" und übergab an die zuständige Kriminalpolizei.

Das galt auch für den nächsten Fall.
Einem Anwohner war ein laufender Motor hinter einer geschlossenen Garagentür aufgefallen.
Das verhieß nichts Gutes.
Die Feuerwehr öffnete das Tor, vor mir war das Szenario eines Suizids. Ein Gartenschlauch war vom Auspuff her durch eine kaum geöffnete Fensterscheibe in den Fahrgastraum gelegt worden,

der Fensterspalt war sorgfältig mit Klebeband verschlossen worden. Die im Auto befindliche Person war schon länger tot. Auf meine Frage, wie lange denn ein Verbrenner-Motor im Leerlauf läuft, teilte mir die Feuerwehr mit, dass dieser bei vollem Tank noch länger als einen Tag laufen könnte.

Ich wurde mit meinem Team zu einer Baustelle in der tiefsten Eifel gerufen.
Ein Handwerker, ein junger, starker Mann war vom Dach gefallen und brüllte wie am Spieß. Er hatte allen Grund dazu.
Es handelte sich bei ihm um einen offenen Oberschenkelbruch, wobei das spitze Knochenstück sich durch die Haut gebohrt hatte.
Als Erstes spritzte ich ihm Ketamin, er wurde augenblicklich schmerzfrei und schlief dann ein. Dann wurde die Wunde steril verbunden und das Bein mit einer Vakuum-Schiene ruhiggestellt, um weitere Verletzungen zu verhindern. Gott sei Dank kam es nicht zu einer lebensgefährlichen Blutung.
Der Patient kam ins nächste Kreiskrankenhaus und wurde operativ versorgt.

Der letzte Notfalleinsatz ist nur für Leser mit starken Nerven, da es sich um die Rettung eines ca. acht Monate alten Kindes handelte.

Es war blitzblau, atmete nicht mehr und hatte keinen Herzschlag. Vom Hausarzt erfuhr ich, dass es an einem schweren Herzfehler litt.

Mein erster Eindruck war, dass die von ihm praktizierte Maskenbeatmung falsch war, denn es hatte Milch aspiriert, das heißt eingeatmet.

Also wurde es intubiert und abgesaugt, was bei Säuglingen schwierig ist, und weiter beatmet und reanimiert.

Trotz intensivstem Bemühen mussten wir die Reanimation nach ca. einer Stunde leider beenden.

Was dann kam, vergesse ich mein ganzes Leben nicht. Zu meinem Glück musste ich das nicht mit ansehen, sondern nur anhören.

Der hausärztliche Kollege übernahm die traurige Pflicht, der Mutter, die in einem anderen Zimmer wartete, mitzuteilen, dass ihr Kind verstorben ist.

Ich werde jedoch nie den animalischen Schrei vergessen, den diese Frau ausstieß!

Hausarzt

Nach dieser Zeit in den Krankenhäusern folgte meine langjährige Tätigkeit als Allgemeinmediziner. Dies passte auch ganz gut, weil der Anästhesist der Generalist (=Alleskönner) unter den Klinikern ist. Die Allgemeinmedizin wird oft unterschätzt. Für mich ist sie die Königsdisziplin. Sie hat von allem etwas: Viel Innere Medizin und Chirurgie/Orthopädie, häufig auch Psychiatrie, Neurologie und Psychosomatik, gelegentlich Augenheilkunde, Hautheilkunde, HNO und Urologie und selten Gynäkologie und Pädiatrie.

Hausarztmedizin ist sprechende Medizin.
Die Anamnese, also das einleitende Gespräch, trägt bis zu 50% zur Diagnose bei.
Liebe Kollegen, unterbrecht den Spontan-Bericht des Patienten nicht zu früh!
Untersuchungen haben gezeigt, dass die meisten Ärzte nur für ca. 30 Sekunden Geduld haben. Dies ist zu kurz! Danach könnt ihr eure gezielten Fragen stellen!

Hausärzte sind Gesprächs-Profis. Sie sollten aktiv zuhören, das heißt dem Patienten durch Wiederholen vermitteln, dass sie ihn verstanden haben. Sie sollten empathisch sein, das heißt, sie können Gefühle anderer nachempfinden. Nie sollten sie zynisch sein!

Manche Kollegen sehen im Hausarzt den Facharzt fürs Krankschreiben und Blutdruckmessen. Stimmt, denn das sind wichtige Tätigkeitsbeschreibungen, siehe die nächsten Kapitel. Tatsächlich bietet die Allgemeinmedizin aber eine sehr abwechslungsreiche und interessante Arbeit, die ich als Hausarzt mittlerweile seit über dreißig Jahren sehr gerne mache.

Arbeitsunfähigkeitsbescheinigung

Die Arbeitsunfähigkeitsbescheinigung (AU) ist für den Hausarzt ein zentrales Thema. Aber auch ein zweischneidiges, denn er weiß nie, ob er nicht getäuscht wird!
Auch wenn die folgenden Tipps von mir Nachahmer dazu auffordern könnten, diese zu nutzen. Wir können bei bestimmten Krankheitsbildern nicht ausschließen, ob der Patient sie hat, wie zum Beispiel beim Durchfall. Oder wollen Sie wirklich mit ihrem Patienten auf die Toilette gehen und nachsehen? Auch das Vorhandensein von Kopfschmerzen, Rückenschmerzen oder Bauchschmerzen lässt sich nie ausschließen.
So bleibt bei einigen Patienten das Gefühl, dass sie es wieder mal geschafft haben, den Doktor auszutricksen.

Ich habe einige Patienten, die in einer Werkstatt für Menschen mit Behinderung arbeiten.

Diese sogenannten „Minderbegabten" sind gar nicht so unbegabt darin, vom Doktor eine AU zu bekommen.

Ein Beispiel aus der Praxis:

Ein mir bekannter Mann, der in der Landschaftspflege arbeitete, hatte einen Termin in der Abendsprechstunde.

Er war ein starker Raucher, der häufig Husten hatte und galt als arbeitsscheu.

Die Helferin teilte mir mit, sie habe einen Anruf von seiner Betreuerin bekommen, ich sollte ihn möglichst nicht krankschreiben, er habe schon zu häufige Fehlzeiten. Der Patient gab an, wieder Husten zu haben. Zuerst hatte ich vor, ihn ohne Arbeitsunfähigkeitsbescheinigung und nach entsprechender Aufklärung heimzuschicken.

Aber diesmal war etwas anders!

Das sagte mir mein Bauch-Gefühl!

Obwohl ich es zuerst gar nicht vorhatte, untersuchte ich ihn gründlich.

Dabei fiel mir auf, dass die eine Lungenseite überhaupt nicht mehr belüftet wurde:

Er hatte einen Pneumothorax!

Dies war ein ernstes Krankheitsbild, der Patient wurde sofort ins Klinikum eingewiesen, was ihm wahrscheinlich das Leben rettete.

Was war die Lehre aus dieser Geschichte?
Es war ratsam, wachsam zu bleiben und sich nicht zu sehr von anderen beeinflussen zu lassen.

Andererseits braucht nicht vielleicht jeder, der deswegen zum Arzt geht, eine AU-Bescheinigung? Die heutige Arbeitswelt ist zum Teil so unmenschlich geworden, dass ich mich oft auch freue, den Patienten auf diese Art helfen zu können.
Sehr häufig sind es diese betrieblichen Gründe, wie Mobbing oder Schikanen durch den Chef oder Kollegen, die zu einer AU und zu psychischen Erkrankungen wie Burnout-Syndrom, Depressionen oder Schlafstörungen führen.
Und dann ist es wiederum richtig gewesen, den Patienten krankgeschrieben zu haben!

Blutdruckmessung

Die Blutdruckmessung ist das Herzstück der
Hausarzttätigkeit.
Vor allem bei Hausbesuchen älterer Menschen ist sie
die wichtigste Form der Zuwendung.
Die Bedeutung des Blutdrucks wird teils über-, teils
unterschätzt.
Früher galt für den systolischen Blutdruckwert 100
plus Lebensalter.
Angepasst an die Gefäße, die im Alter starrer werden.
Wie manchmal der ganze Mensch!
Heute gilt das nicht mehr!
Je nach Vorerkrankungen sollte der Blutdruck auch
schon mal bei 120/60 liegen.
Wobei man sagen muss, dass sich manche Ältere mit
so niedrigen Drücken unwohl fühlen und kurz vor
dem Kollaps stehen.

Für die Pharmaindustrie war es von Vorteil, dass die
Grenze nach unten gesetzt wurde, dadurch wurden
viele Gesunde zu Patienten.

Andererseits gibt es Patienten, deren hoher
Blutdruck noch gar nicht diagnostiziert ist.
Diese Personen leben mit einem gewichtigen
Risikofaktor, deshalb kann man nur jedem empfehlen,

gelegentlich seinen Hausarzt zur Blutdruckmessung aufzusuchen.

Ein nicht behandelter Bluthochdruck führt zu Veränderungen an den Gefäßen.

Die Arterien passen sich an und werden kräftiger, das heißt dicker.

Das wäre an und für sich nicht weiter schlimm, aber es geht zu Lasten des Innendurchmessers einer Arterie.

Also wird bei dickerer Wandstärke der Innendurchmesser kleiner. Das bedeutet, dass die Versorgung mit Sauerstoff und Nährstoffen eingeschränkt ist und das wiederum kann zu den Folgekrankheiten Herzinfarkt oder Schlaganfall führen.

Zur Behandlung eignen sich Alphablocker, die blutdrucksteigernde Hormone wie Adrenalin aufheben und Betablocker, die die Herzfrequenz drosseln.

Außerdem kann man gefäßerweiternde Medikamente wie z.B. ACE-Hemmer, Calcium-Antagonisten und Sartane geben.

Wassertabletten senken den Blutdruck über das Blut, das zu ca. 50% aus Wasser besteht. Die Ausscheidung von Wasser über die Nieren senkt den Blutdruck.

„Das Du"

Zu Beginn meiner ärztlichen Tätigkeit war ich
jemand, der fast alle Menschen, mit denen er beruflich
zu tun hatte, mit dem „Sie" ansprach.
Gemeint waren damit Kollegen, Pflegepersonal und
natürlich die Patienten und Patientinnen.
Das ging so weit, dass einer meiner Narkose-
Fachpfleger mich frotzelte: „Der Ralf sitzt vor dem
Spiegel und siezt sich".
Das war der erste Weckruf, der dazu führte, mich zu
ändern, also vom Saulus zum Paulus.
Der zweite erfolgte viel später durch die Information,
dass ein mir bekannter Hausarzt ca. 80% seiner
Patienten /-innen duzte.
Soweit bin ich noch nicht, aber insgesamt bin ich
schon wesentlich lockerer geworden.
Ich duze seit längerem meine medizinischen
Fachangestellten, früher Arzthelferinnen genannt.
Es störte bisher auch keinen, wenn man Erwachsene,
die man schon als Kinder betreut hat, weiterhin eine
Zeit lang duzt.

Auch viele Ältere freuen sich erstaunlicherweise,
wenn man sie fragt und Ihnen mit Fingerspitzengefühl
das „Du" anbietet.
Es geht auch umgekehrt: Einmal meinte eine ältere

Dame, es hätte ihr heute gar nicht gefallen, wie ich ihren Namen ausgesprochen hätte.

Auf mein Nachfragen, ich stand wie üblich auf der Leitung, meinte sie, es würde ihr viel besser gefallen, wenn ich sie mit ihrem Vornamen anspräche.

Von da an wurden wir gute Freunde, ich besuchte Sie, wenn notwendig, sogar im Krankenhaus und schickte ihr hin und wieder eine Karte aus dem Urlaub.

Leider ist sie inzwischen verstorben, ich hatte vorher mit ihr vereinbart, auf ihrer Beerdigung anwesend zu sein.

Dieses Versprechen hielt ich ein und erweiterte es sogar um eine Rede auf der Trauerfeier, die natürlich nichts Medizinisches, aber viel Persönliches enthielt.

Mein Resümee: Es kann den Umgang mit Patienten unkomplizierter und für beide Seiten schöner gestalten, wenn man freundschaftlich miteinander umgeht und sich duzt.

Kinder

„Lasset die Kindlein zu mir kommen" (Jesus Christus)

Kinder sind für den Hausarzt eine schöne Abwechselung, können aber auch manchmal anstrengend sein.
Das liegt zum einen an den begleitenden Personen. Kinder sind heutzutage oft Einzelkinder, ihre Bedeutung für die Eltern ist groß. Dadurch fühlt sich der Arzt unter Druck gesetzt, denn er darf gerade bei einem Kind keinen Fehler machen.
Ein Beispiel: Eine Mutter kommt mit ihrem Sohn, der sechs Jahre alt ist, in die Praxis.
Das Kind hat Ohrenschmerzen. Sie besteht von Anfang an auf einem Antibiotikum!
Ich untersuche das Kind. Es hat ein leicht gerötetes Trommelfell links, rechts ist das Ohr unauffällig. Der Junge hat kein Fieber, er hat keinen Druckschmerz hinter dem Ohr am sogenannten Warzenfortsatz.
Nach den Leitlinien wird eher von einer Viruserkrankung des Mittelohres ausgegangen, bei der ein Antibiotikum unwirksam ist.
Ich kläre die Mutter auf, sage ihr auch, dass ein Antibiotikum die Darmflora schädigt.

Sie will trotzdem ein Rezept für ein Antibiotikum mitnehmen, und es sich überlegen. Das ist okay so.

Zum anderen liegt es an den Kindern selbst.
Heutige Kinder sind oft antiautoritär erzogen und können distanzlos und rücksichtslos sein.
Sie nehmen zum Beispiel ohne zu fragen den Ohrenspiegel des Arztes in die Hand und werden dann von der Mutter dafür gelobt, dass sie so neugierig und interessiert sind.
Oder sie sind so unruhig, dass sie nicht mal für zehn Sekunden still sitzen oder still sein können.

Andererseits sind Kinder und Jugendliche auch Opfer der heutigen Lebensumstände: Sie leiden zum Teil schon unter psychischen Störungen, was es früher eher seltener gab.
Oft sind diese psychosomatisch verkleidet, was sich in Kopf- oder Bauchschmerzen widerspiegelt.
Oder immer mehr Kinder leiden schon unter Ängsten (z.B. Schulangst), Schlafstörungen, Essstörungen, Mobbing und Depressionen.
Manche ritzen sich, um ihren inneren Druck zu entlasten.
Außerdem sind Allergien, Neurodermitis und Asthma bronchiale weit verbreitet.
Zudem sind viele Kinder und Jugendliche übergewichtig bis adipös, andere wiederum sind

untergewichtig.

Immer wieder fällt auf, dass Kinder und Jugendliche ungelenkig und unsportlich sind. Grund dafür ist die Zunahme ihrer am Smartphone, Tablet oder PC verbrachten Zeit.

Manche Kinder und Jugendliche sind geradezu Internet-süchtig: Jungen eher mit Computerspielen, Mädchen eher mit Aktivitäten in sozialen Medien. Andere Süchte wie Nikotin, Alkohol und Drogen spielen leider immer noch eine Rolle.

Es steht also um die Gesamtgesundheit der heutigen Kinder und Jugendlichen nicht besonders gut.

Noch eine Bemerkung zur Erziehung:

Leider agieren manche Eltern heutzutage verunsichert und planlos, was die Erziehung ihrer Kinder angeht.

Im Idealfall sollten Kinder ernst genommen, geachtet und geliebt werden, es sollten Grenzen gesetzt werden, Regeln sollten beachtet werden. Gelegentlich sollte Strenge gezeigt werden.

Diese Art von Erziehung führt zu einer glücklicheren Kindheit.

Unglücklich werden sie durch einen inkonsequenten oder vernachlässigenden Erziehungsstil.

Mobilität

Die Mobilität auf dem Lande hat ihre Besonderheiten.
Als Arzt ist man aufs Auto angewiesen, der
öffentliche Nahverkehr spielt auch für die Patienten
keine Rolle.
Dafür ist mein ca. 20 km weiter Weg zur Praxis ohne
Ampeln.
Im Sommer nehme ich für die Fahrt zur Arbeit und
auch für die Hausbesuche gerne meinen Roller. Mein
Arztkoffer passt perfekt in die „Wespentaille" des
Fahrzeugs, das mit 80 km/Stunde bergauf auch
ausreichend schnell fährt. Der Roller fahrende
Hausarzt ist den Patienten ein vertrauter Anblick.
Die Landschaft lädt förmlich zum Zweiradfahren ein.
In der Nähe liegt ein Tal, das mit vielen Serpentinen
zu einem Fluss führt. Es beherbergt viele Wildtiere.
Schon mehrmals fühlte ich mich wie in der Serengeti,
wenn morgens 20-30 wilde Mufflon-Schafe oder
Rehböcke die Straße kreuzten. Auch Wildschweine,
Reiher und Greifvögel sieht man häufiger.
Die Winter waren manchmal herausfordernd, dann
blieb der Roller zuhause und das Auto musste ran. Ich
kann mich an nächtliche Hausbesuche erinnern, in
denen ich die ersten Minuten im Auto gebibbert habe,
damals noch ohne elektrische Standheizung.
Damals gab es auch noch kein Navi, und ich kann

mich erinnern, wie ich nachts mit schummrigem Licht im Auto über Karten gebeugt die jeweiligen Straßen heraussuchen musste, wenn ich in Nachbarorten Vertretungs-Patienten besuchte.

In einem Notdienst im Winter war es so kalt und glatt, dass einige Patienten, die die Praxis aufsuchten, Socken über ihre Schuhe gezogen haben, um nicht auszurutschen.

Ja, die raue Eifel hat ihre Herausforderungen, dafür sind die Menschen aber robust und herzlich.

Mobilität leitet auch zum nächsten Kapitel über, wenn ältere Menschen ein Auto führen.

Sinne

Den Umgang mit Älteren musste ich nicht erst lernen, hatte ich doch eine Urgroßmutter, die 96 Jahre alt wurde. Sie war zum Schluss fast taub, aber zu eitel für ein Hörgerät.

Also gewöhnte man sich zwangsläufig das laute und deutliche Sprechen an, wenn man wollte, dass sie einen auch verstand.

Wobei deutlich wesentlich wichtiger als laut war!

Auch das Sehen lässt im Alter leider nach, ich hatte das zweifelhafte Vergnügen zufällig hinter einem mir bekannten Patienten zu fahren, der auf einer ca. einen Kilometer langen Strecke drei Fahrfehler beging. Er übersah einmal rechts vor links und überholte zweimal parkende Autos, obwohl ihm ein Fahrzeug entgegen kam. Glücklicherweise passierte kein Unfall, aber ein mulmiges Gefühl blieb. Auch weil das Thema Führerschein gerade bei Älteren ein sehr heikles ist. Hier muss der Hausarzt Fingerspitzengefühl beweisen und genau abwägen.

Umgang des Hausarztes mit Hunden

Ein Hausarzt sollte auch gut mit Hunden umgehen können.
Diese sind für viele Patienten „die liebsten Menschen" und trösten vor allem im Alter über den Verlust eines Lebenspartner hinweg.
Einsamkeit kann grausam sein.
Das erfährt man als Hausarzt immer wieder, wenn man merkt, wie sehr sich die Patientin oder der Patient auf den Besuch zuhause freut.

Ich besitze selbst keinen Hund und habe den richtigen Umgang mit den „Fellnasen" erst lernen müssen. Es ist gut, wenn man sich zuerst immer beschnuppern lässt. Es schadet auch nichts, wenn man ein „Leckerli" dabei hat. Hunde haben es gerne, wenn man sie unter dem Kinn und am Bauch streichelt. Dann freut sich auch das Frauchen oder das Herrchen.

Gesundheit

„Gesundheit ist nicht alles, aber ohne Gesundheit ist alles nichts.“ (Schopenhauer)

Ernährung

„Es ist nicht das, was durch den Mund in einen Menschen hineingelangt, was ihn verunreinigt, sondern das, was aus seinem Mund herauskommt.“ (Jesus Christus)

Ich habe mich schon vor 30 Jahren mit Ernährungsmedizin beschäftigt, vielleicht auch, weil in Gießen der Prof. Claus Leitzmann die ersten Bücher über Vollwertkost geschrieben hatte. Er war Ernährungswissenschaftler und inspirierte mich damals zum Kauf einer Kornmühle. Ich buk mein Brot selber, ich zog meine Sprossen in einer speziellen Sprossen-Box und war von da an treuer Kunde von Bioläden, bis zum heutigen Tage. Trotzdem ist die richtige Ernährung ein schwieriges Thema.
In diesen drei vergangenen Jahrzehnten haben die Ernährungs-Empfehlungen schon öfters gewechselt und dadurch die Leute verwirrt.

Zuerst hieß es, Fette seien ungesund. Dies mag für Palmöl oder Kokosöl gültig sein, während mehrfach ungesättigte Fette wie Olivenöl, Leinöl oder Rapsöl gesund sind.

Dann wurde reiner Zucker zum Feind erklärt und empfohlen, Kohlenhydrate möglichst nur in Form von Vollkornbrot zu sich zu nehmen.

Später wurde auch schon mal eine proteinreiche Kost propagiert, wie z.B. die Paläo-Diät. Aber alle diese Empfehlungen haben auch ihre Nebenwirkungen, so fördern Kohlenhydrate die Krankheit Diabetes und eine eiweißreiche Ernährung die Krankheit Gicht.

Später rückte man von den Fetten, Zuckern und Eiweißen wieder ab und stellte die Lebensmittel in den Mittelpunkt.

Das war vernünftiger und ist auch heute noch meine Leitlinie.

Auch bei der Anzahl der Mahlzeiten war man sich uneinig: Zuerst hieß es fünf kleine Mahlzeiten, dann wieder drei normal große, zuletzt wurde Intervall-Fasten empfohlen, was auf zwei große Mahlzeiten hinausläuft.

Es gab fast nichts, was nicht irgendwann einmal ausprobiert wurde, entsprechend groß ist die Ratlosigkeit in der Bevölkerung, die auch nicht durch die ständigen Tipps in (Frauen-) Zeitschriften besser wurde.

Nicht einmal beim Lebensmittel Nummer eins, dem Wasser, herrschte Klarheit.

Die empfohlene Menge schwankte zwischen 1,5 und 3,0 Litern täglich.

Wobei es vielen Menschen schon Schwierigkeiten bereitet, diese 1,5 Liter Flüssigkeit täglich zu trinken.

Ich empfehle übrigens Leitungswasser, das in den meisten Regionen eine gute Qualität hat (beim lokalen Wasserwerk nachfragen) und allgemein als Getränke ungesüßten Tee und Kaffee. Kaffee ist übrigens gesünder als die meisten denken, der tägliche Konsum sollte sich auf max. vier Tassen beschränken.

Allgemein plädiere ich für Einkäufe im Naturkost-Laden oder Nahrungsmitteln aus dem eigenen Nutzgarten.

Es herrscht noch immer ein großes Durcheinander bei den Empfehlungen.

Dabei ist es vielleicht einfacher, als die Experten denken? Wie wäre es denn, wenn es gar keine „richtige" Ernährung für alle gäbe?

Man kann uns Menschen doch nicht in einen Topf stecken.

Es gibt Unterschiede: Die einen haben eine Gluten-Allergie, die anderen vertragen keinen Milchzucker oder keine Nüsse, wieder andere mögen keinen Fisch.

Deshalb plädiere ich für eine personalisierte Ernährung!

Es möge jeder selber herausfinden, was sein Körper zum Leben benötigt, und auch, was ihm bekommt bzw. nicht bekommt.

Fasten

Fasten ist etwas völlig Natürliches und Gesundes.
Das englische „Breakfast" bezeichnet das Fastenbrechen am Morgen.
Ich habe schon öfters eine Woche lang gefastet und mich danach immer sehr wohl gefühlt.
Vor allem geistige Arbeiten fallen in dieser Zeit besonders leicht, man kann hervorragend lernen, auch Ausdauersport ist gut möglich.
Körperliche Schwerarbeit ist weniger empfehlenswert, auch kann es zu Fasten-Krisen kommen, in denen man launisch wird.
Am besten fastet man nur im Urlaub.
Voraussetzung ist eine ausreichende Flüssigkeitszufuhr, die ca. 2-3 Liter täglich umfassen sollte. Bei Bedarf auch mehr!
Man friert leichter, deshalb ist das Fasten in der warmen Jahreszeit angenehmer.
Das Fasten an sich ist einfach, am schwierigsten sind der erste und zweite Tag, weil dann eine Umstellung stattfindet, die mit Unwohlsein einhergehen kann, an den darauf folgenden Tagen fällt es viel leichter. Wenn

man Übergewicht hat, sind 2-3 Wochen Fasten möglich, ansonsten empfehle ich erst einmal eine Woche Fastenzeit.
Wenn man nach einer Woche Fasten wieder mit dem Essen beginnt, ist das eine besondere Herausforderung und Besonnenheit ist nötig:
Erst einmal nur kleine Portionen essen und kein Fleisch! Weil sich die Verdauungssäfte erst langsam wieder auf die Nahrung einstellen müssen.
Das Fastenbrechen ist die eigentliche Schwierigkeit, denn der Körper benötigt Zeit für die Umstellung.
Als Faustregel gilt, dass die Zeit des Fastenbrechens etwa die Hälfte der Fastenzeit beträgt.
Die Belohnung des Fastens sind eine schönere Haut, ein gesünderer Darm und eine bessere Gesundheit ganz allgemein.

Homöopathie und Naturheilkunde

Ich habe mich intensiv mit Homöopathie, Akupunktur und Naturheilverfahren beschäftigt. Ich habe die Zusatzbezeichnungen erworben und habe mehrere Jahre eine homöopathische Privatpraxis geführt. Außerdem bin ich einer der wenigen Ärzte, die diese Therapien an einer Universitätsklinik gelernt und auch ausgeübt haben.

Die Homöopathie wirkt teilweise wie ein Placebo-Verfahren, weil auch die Persönlichkeit des Arztes eine Rolle spielt.

Homöopathische Mittel sind aber empfehlenswert, da sie keine Nebenwirkungen haben und durchaus Heileffekte auftreten, wenn man für sie offen ist. Gerne verwende ich Tiefpotenzen (D6 oder C6) mit bewährter Indikation: zum Beispiel Arnika (Bergwohlverleih) bei Prellungen, Euphrasia (Augentrost) bei Bindehautentzündung und Cantharis (Laufkäfer) bei einer Blasenentzündung.

Bei Regelbeschwerden wie z.B. zu starken Blutungen kann man Sepia (Tintenfisch) anwenden und bei Gedeihstörungen von Kleinkindern ganz allgemein Calcium carbonicum (Kalk).

Hochpotenzen (über C30) setze ich selten ein.

Pflanzliche Heilmittel (Phytotherapeutika) haben eine lange Tradition und sind sehr empfehlenswert, da sie kaum Nebenwirkungen haben. Man kann bei Husten Efeu-, Thymian- oder Primel-Extrakte verwenden, bei Blasenbeschwerden auch gut die von Brennnessel und Kapuzinerkresse. Für Nervosität empfehle ich die Passionsblume, für Schlafstörungen den Baldrian und bei Depressionen das Johanniskraut.

Die Akupunktur ist ein famoses Verfahren, wenn sie bei Schmerzzuständen eingesetzt wird. Sie hilft bei Migräne, Rücken- und Knie-Schmerzen.

Man kann sie auch gut zur Raucherentwöhnung anwenden!
Naturheilverfahren in ihrer ursprünglichen Bedeutung sind Bewegung in der frischen Luft und Wasseranwendungen wie Kneippen oder kalte Güsse. Dics ist die beste Prophylaxe, um nicht an Erkältungen zu erkranken.

Die Umweltmedizin, in der ich in einer zweijährigen Fortbildung die Zusatzbezeichnung erworben hatte, gehörte für mich auch zu den erweiterten Naturheilverfahren. Leider wurde sie von der Ärztekammer kurzerhand wieder aus dem Katalog gestrichen.
Hier bei uns in der Eifel sind manche Kellerräume mit dem Edelgas Radon belastet, was man messen kann. Eingeatmetes Radon kann Lungenkrebs auslösen.
(Siehe Quellen: a)
Eine weitere Belastung ist Schimmelpilz, auch hier hilft richtiges Lüften!
Elektrosmog ist ein weiteres Thema. Wenn ich alle Nachteile, die mit Elektrosmog einhergehen, aufzählen würde, würde dies den Rahmen dieses Buches sprengen.
Aber einen Tipp gebe ich doch noch: Tragen Sie ihr eingeschaltetes Smartphone nicht zu lange direkt am Körper.

Humor

Humor ist, wenn man trotzdem lacht.
(Otto Julius Bierbaum)

Humor ist der Gesundheit förderlich!
Einige Beispiele:

Ich bin auf Hausbesuch bei einem älteren Ehepaar so
um die achtzig.
Der Mann, früher Handwerker, will mir noch das
Haus zeigen.
„Hier geht es zu meiner Werkstatt", sagt er.
Ich bin in Vorfreude, denn die muss wirklich
beeindruckend sein, bei all den Arbeiten, die er am
Haus vorgenommen hat.
Außerdem sehe ich mir gerne gutes Werkzeug an.
Er öffnet die Tür und ich blicke in ein Schlafzimmer.
Für sein Alter grinst er mich noch ganz schön an!

Eine rüstige 90-jährige kommt zu mir in die Praxis.
Ich will sie loben ob ihres guten Aussehens und sage:
„Sie sehen mindestens fünf Jahre jünger aus und sind
doch schon über neunzig Jahre alt." Darauf Sie: „Ja,
Herr Doktor, ich habe mich beeilt."

Ich bin ziemlich müde und höre mit dem Stethoskop
bei einem Patienten die Lunge ab
und sage: „Bitte mal „A" sagen!"
Erst jetzt fällt mir mein Unsinn auf.

Ich untersuche einen Patienten und sage
zu ihm: „Ihr rechtes Bein ist aber schlimmer dran als
das linke."
Patient: „Das kann aber gar nicht sein, Herr Doktor, es
ist nämlich genauso alt wie das andere."

Ein jüngere Patientin fragt mich: „ Doc, gibt es einen
Nerv vom Unterschenkel zum Auge?"
Ich überlege und sage: „Nein, ist mir nicht bekannt."
Darauf Sie: „Und warum tränen mir dann die Augen,
wenn ich mir am Unterschenkel die Haare entfernen
lasse?"

Mein Augenarzt erzählte mir folgende Anekdote: Ein Patient von ihm hat etwas am
rechten Auge. Als der Doktor auch das linke Auge ansehen will, meint der Patient (Dialekt): „Das ist aber das falsche Auch."
Der Kollege: „Ich sehe mir immer beide Augen an. Deshalb bin ich ja Augenarzt und nicht Auge-Arzt."
Patient: „Sag' ich doch, sie sind Auchearzt."

Eine ältere Dame erzählte mir, sie sei an der Gallenblase operiert worden und der behandelnde Chirurg sagte ihr, er habe in seiner gesamten Laufbahn noch nie eine solch riesige Gallenblase entfernt.
Darauf erwiderte sie Ihm: „Sehen Sie, von mir können Sie noch was lernen!"

Bei einem Ehepaar, das immer zusammen kommt, und mich duzt, passierte folgendes: Während unseres Gesprächs nannte Sie mich mehrmals Alexander, beim Abschied sagte er: "Tschau, Ralf."

Meditation

Um gesund zu bleiben, sollte man täglich etwa zehn Minuten meditieren. Ich empfehle die Sa Ta Na Ma Meditation. Sie besteht aus den o.g. vier kraftvollen Silben, die Ewigkeit, Leben, Tod und Wiedergeburt bedeuten.
Man kann sie laut aussprechen und dabei beide Daumen abwechselnd auf die anderen Finger bringen. Meditation ist gut für Stressabbau, emotionale Gesundheit und kognitive Funktionen.

Schlaf

„Wer das Bett erfunden hat, dem müsste man ein Denkmal setzen." *(Anna Walgenbach)*
„Der Schlaf ist der kleine Bruder des Todes." *(Sprichwort)*
Zum Schlaf sollte man ein entspanntes Verhältnis haben.
Er ist wichtig, ja, aber sollte nicht krampfhaft erzwungen werden.
Napoleon soll einmal gesagt haben: „Ein Mann braucht sechs, eine Frau sieben und ein Narr acht Stunden Schlaf."
Auch wenn eine solche Äußerung in heutiger Zeit

politisch inkorrekt ist, meistens steckt ein Körnchen Wahrheit darin.

Wir haben eine übertriebene Vorstellung von der Dauer des notwendigen Schlafes.

Kinder brauchen sicher mehr als 10 Stunden Schlaf, Jugendliche 8-10 Stunden, Erwachsene ca. 8 Stunden.

Wenn es einmal weniger Stunden sind, ist das jedoch kein Drama für die Gesundheit.

Viel wichtiger ist, dass man sich nicht verrückt macht, wenn man zu wenig geschlafen hat,

denn das macht auf Dauer krank.

Der Körper, beziehungsweise das Gehirn holt sich den Schlaf schon nach, den man benötigt.

Und wenn man einmal in einer Nacht nicht genug geschlafen hat, schläft man garantiert besser und länger in der folgenden Nacht.

Anstatt sich im Bett schlaflos hin und her zu wälzen, sollte man besser aufstehen und dann eine Tätigkeit machen, die einem gefällt.

Nach ein bis zwei Stunden wird man garantiert wieder müde sein, dann sollte man ins Bett und versuchen einzuschlafen!

Wenn man Probleme mit dem Einschlafen hat, sollte man seine Schlafroutine beachten!

Etwa dieselbe Uhrzeit, keinen Kaffee, keinen Alkohol, kein reichhaltiges Essen vorher, möglichst keine

elektronischen Medien vor dem Schlaf.
Besser ein Buch!
Auch ein Spaziergang in der frischen Luft kann
Wunder wirken. Also schön altmodisch.

Vorsorge

Der Nutzen von Vorsorge wird etwas überbewertet.
Sie ist ein geschickter Schachzug des
Medizinbetriebs, um neben Patienten auch gesunde
„Klienten" zu rekrutieren.
Bei geschätzten 90 % meiner Patienten habe ich Gott
sei Dank nichts Schlimmes gefunden, sie waren im
Großen und Ganzen gesund.
Empfehlenswert sind z.B. die Koloskopie
(=Darmspiegelung), die zweijährige
Laboruntersuchung und der Gesundheits-Check.

Leider kann Vorsorge auch unangenehme Folgen
haben.
Viele ältere Männer sterben mit, aber nicht an ihrem
Prostata-Karzinom.
Die Bestimmung des PSA-Wertes
(= Prostata-spezifisches Antigen) ist zumindest
zweischneidig, denn dieser Blutwert kann auch durch
Radfahren oder eine vorausgegangene digitale (= mit
dem Finger) Prostata-Untersuchung erhöht sein.

Im schlimmsten Fall wird dem Mann dann eine unnötige OP empfohlen, nach der er, wenn er Pech hat, für den Rest seines Lebens Windeln tragen muss. Hier sollte der Lebensqualität der Vorrang gegeben werden.

Die Brustkrebsvorsorge der Frau, die Mammographie, kann wiederum selbst Brustkrebs auslösen, da es sich um eine Strahlenbelastung in unmittelbarer Nähe zu diesem empfindlichen Organ handelt.

Besser wäre es, wenn Frauen selbst regelmäßig ihre Brüste abtasten und bei Unklarheiten zum Arzt gehen.

Alle diese Untersuchungen und das Warten auf das Ergebnis können Ängste auslösen, was einen emotionalen Stress bedeutet. Dieser wiederum kann selbst Krebs auslösen.

Wie werde ich gesund alt?

„Altwerden ist nichts für Feiglinge." (Joachim Fuchsberger)
„Jeder will alt werden, aber keiner will es sein." (Martin Held)
„Im Alter kommt alles - nur nichts Gutes." (Nikolaus Walgenbach)

Altwerden ist Glücksache!
Du kannst die besten Gene haben, wenn du mit zwanzig Jahren an einem Verkehrsunfall stirbst, wirst du nicht alt!
Allerdings gilt für mich eine empirische Lebensweisheit: „Der Herr holt die Guten zuerst."

Laut Wikipedia gibt es fünf sogenannte „blaue Zonen", in denen besonders viele Hundertjährige leben: Okinawa (Japan), Sardinien (Italien), die Nicoya-Halbinsel (Costa Rica), Ikaria (Griechenland) und Loma Linda in Kalifornien. (Siehe Quellen: b) Wissenschaftler haben versucht herauszufinden, was diese unterschiedlichen Orte gemeinsam haben. Folgende Merkmale wurden gefunden:
Am wichtigsten scheint die familiäre Einbindung zu sein, also starke Familienbande.

Des weiteren nicht rauchen, pflanzen-basierte Ernährung, ständige moderate körperliche Aktivität, soziales Engagement und Hülsenfrüchte.

Ich würde noch ergänzen: Optimismus, Spiritualität und Gartenarbeit.
Außerdem sollte man nicht zu viel sinnieren und sich Gedanken machen.
„Sorgt Euch nicht um euer Leben"
(Matthäus 6, Vers 25).
Zu viel denken kann krank machen im Sinne einer „selbst erfüllenden Prophezeiung".
Grübeln macht depressiv!

Letztlich gibt es eine Lebenseinstellung, die lebensverlängernd wirkt, ich nenne sie mal Mäßigung: Besonnenheit, Selbstbeherrschung, Maßhaltung.
Mein Motto lautet: „Die Anzahl der Pulsschläge des Menschen sind gezählt".
Wer es genau wissen will, es handelt sich um etwa drei bis vier Milliarden Pulsschläge.
Je sparsamer man mit diesen umgeht, d.h. je langsamer das Herz schlägt, desto älter wird man.
Normal sind 60-100 Herzschläge pro Minute, ideal sind 50-70.
Eine gute Atemtechnik kann helfen. Die Atmung wirkt direkt auf den Vagusnerv ein und senkt den Puls.

Empfehlenswert ist zum Beispiel die 4-7-8 Meditation. Also vier Zähler Einatmen, sieben Zähler Atem anhalten und acht Zähler Ausatmen.
Ob man seine Zeit also in Hetze oder in Ruhe verbringen will, entscheidet jede/r selbst!
Siehe auch das frühere Kapitel Meditation.

Man sollte also nicht zu ehrgeizig sein und auch nicht immer hundertprozentig perfekt, sondern lieber die Chancen, die jedes normale Leben bietet, beherzt ergreifen.
Auch eine gute Portion Humor kann nicht schaden, wenn man alt werden möchte.
Wenn man Glück hat, lehrt einem das Alter Weisheit.
Dass es einfacher ist, seine Einstellungen zu ändern, als gegen Windmühlen anzukämpfen wie Don Quijote. Und dass es gut ist, sich selber nicht zu ernst zu nehmen.
Man sollte sich immer bemühen, seinem Leben einen Sinn zu geben!
Das kann nach der Rente ein Ehrenamt sein oder eine Tätigkeit sein, die einen beglückt.
Besonders beglückend ist es, für seine Mitmenschen da zu sein.

Krankheiten

„Die beste Krankheit taugt nichts. "
(Verfasser unbekannt)

Adipositas (Fettleibigkeit)

„Wir leben nicht, um zu essen; wir essen, um zu leben. " (Sokrates)

Wir haben zur Zeit eine „Epidemie der Übergewichtigen."
Das sind Menschen mit einem Body-Mass-Index (BMI) von 25,0-29,9. Der Body-Mass-Index ist mathematisch das Körpergewicht geteilt durch das Quadrat der Körpergröße.
Viele Menschen mit einem BMI im o.g. Bereich sind völlig gesund. Ich gehöre übrigens auch zu diesen bei einer Körpergröße von 1,90 m und einem Körpergewicht von ca. 100 kg.
Der BMI allein ist nicht das Maß aller Dinge, auch das sog. Viszeral-Fett muss berücksichtigt werden. (Siehe Quellen: c)
Ab einem BMI von 30 spricht man von Adipositas. Diese Form von Fehlernährung hat viel mit Stress zu tun. Es ist, als würden adipöse Menschen einen

Schutzwall aus Fett um sich bilden.

Im Prinzip kann man drei verschiedene Reaktionen beobachten, wenn Menschen Stress ausgesetzt sind: Die einen können dann fast gar nichts essen, das sind die Mageren (BMI unter 20). Andere nehmen deutlich zu (Adipositas), eine dritte Gruppe schafft es, ihr Ess-Verhalten nicht vom Stress abhängig zu machen (BMI 20-25).

Warum gibt es in fast allen Industrieländern eine Zunahme der Adipositas?

Die einfache Erklärung ist ein Überangebot an industriell immer stärker verarbeiteten Nahrungsmitteln, die rund um die Uhr zur Verfügung stehen.

Auf der anderen Seite bewegen wir uns nicht genug und verbrauchen dadurch zu wenig Kalorien.

Aber ist es wirklich so einfach?

Warum gelingt das Abnehmen so selten?

Und warum können die Schlanken so schlecht zunehmen?

In 30 Jahren hausärztlicher Tätigkeit habe ich nie einen Gesunden langfristig abnehmen und sein Gewicht halten sehen. Alle ohne Ausnahme haben wieder zugenommen.

Es scheint, als sei das Körpergewicht wie die Körpergröße eine feste Konstante.

Im Alter sogar eine, die noch nach oben korrigiert wird.

Jede/r kennt auch Menschen, bei denen das nicht so ist: Sie waren adipös und sind es nicht mehr. Warum?
Der Grund dafür sind Krankheiten, die zum Gewichtsverlust führten: Zum Beispiel Magengeschwüre, Krebserkrankungen, etc.
Oder es handelt sich um einen Zustand nach Magen-Verkleinerung-Operation.
Keine der viel gepriesenen Diäten führt zum Erfolg, langfristig sind Diäten das sicherste Mittel zum bleibenden Übergewicht.
Wenn man für ein paar Jahre sein Gewicht nach unten korrigieren will, gelingt das am ehesten mit einer sinnvollen Ernährungsumstellung.
Aber auch diese hält kaum eine/r bis zum Lebensende durch!
Wenn man mit einer Ernährungsumstellung beginnen möchte, empfehle ich die vermehrte Zufuhr von Lebensmitteln, die wenig Zucker enthalten, dafür aber eher fett- und eiweißreich sind: Olivenöl, Quark, Nüsse, Eier, Fisch, Geflügel und reichlich Obst und Gemüse. Auch bekannt als mediterrane Kost.
Weniger essen sollte man Nudeln, Brot, Kartoffeln, Reis (Faustregel: eine Hand voll) und Pizza.
Ganz weglassen sollte man Süßgetränke, Kuchen, Torten und Süßigkeiten.
Vielleicht ist das die Erklärung, warum eine lebenslange Ernährungsumstellung nicht funktionieren kann, weil die zuletzt genannten

Speisen so gut schmecken?
Entgegen den Leitlinien sage ich als Arzt:
„Lebensqualität ist immer wichtiger als gesundes
Essen!"
Denn eine glückliche Psyche stärkt unser
Immunsystem und trägt auch dazu bei, dass wir
gesund bleiben. Das ist ganzheitliche Medizin!

Anorexie (Magersucht)

Magersucht ist <u>nicht</u> das Gegenteil von Adipositas.
Sie ist eine psychische Erkrankung meist junger
Leute, Frauen und Mädchen sind deutlich häufiger
betroffen.
Es ist traurig zu hören, dass Betroffene eine Olive in
acht Teile schneiden, diese mit einem Zahnstocher
essen und dafür eine halbe Stunde brauchen.
Sie sind am Verhungern vor vollen Töpfen!
Da die Patientinnen oft sehr schlau sind, verweigern
sie das Wiegen und betrügen, indem sie vorher viel
Wasser trinken oder Steine in die Hosentaschen füllen.
Magersucht ist Selbstmord auf Raten!
Für die Eltern ist es die Hölle! Wie gefährlich diese
Krankheit ist, wird den Magersüchtigen leider nicht
bewusst. In Deutschland gibt es ca. 50-100 Todesfälle
pro Jahr.
(Statistisches Bundesamt, siehe Quellen: d)

Auslöser können Mobbing von anderen sein, z.B. die Kritik am Gewicht, das dann als zu hoch empfunden wird. Auch das überzogene Schönheitsideal der sogenannten „Mager-Models" spielt eine Rolle. Daher sollten meiner Meinung nach Bestrebungen stattfinden, dass nur noch normal-gewichtige Models eingesetzt werden! Soziale Kanäle wie Tik Tok sollten bei Glorifizierung des Dünnseins geschlossen werden. Leider gestaltet sich die Behandlung der Anorexie durch Gespräche, Psychotherapie, usw. als schwierig, was ein Manko ist. Die verzweifelten Eltern und andere Angehörige sollten psychologisch mitbehandelt werden. Es gibt auf die Behandlung von Magersucht spezialisierte Zentren, die hauptsächlich verhaltenstherapeutisch arbeiten. Leider haben diese Zentren einen Nachteil: Sobald der BMI (Body-Mass-Index) unter 15 fällt, müssen sie ihre Magersucht-Patienten entlassen, weil Lebensgefahr droht und sie in der Regel nicht über eine Intensivstation verfügen. So werden diese sensiblen Menschen in einer verletzlichen Phase im Stich gelassen. Leider wird bei akuter Lebensgefahr gegen den Willen der Betroffenen zwangsernährt, was, wie man sich vorstellen kann, zu sehr unschönen Szenen führt. Hier müsste dringend Abhilfe geschaffen und nach

sinnvollen Lösungen gesucht werden!
Das Tückische an der Anorexie ist, dass diese oft in
eine Bulimie übergeht.
Darunter versteht man eine Essbrech-Sucht, die mit
Normalgewicht einhergehen kann und die meist nicht
mehr so lebensbedrohlich ist.
Eine Bulimie ist trotzdem ein selbstschädigendes
Verhalten mit ernsthaften gesundheitlichen Folgen.
Auch hier besteht dringender Forschungsbedarf, um
diesen Patientinnen helfen zu können!

Demenz

Demenz gab es auch schon früher, nur hatte man
damals andere, schönere Bezeichnungen:
Die alten Leute wurden als durcheinander, verwirrt,
senil oder geistig umnachtet beschrieben, heute heißen
sie schlicht dement.
Demente Patienten sind für den Hausarzt kein
medizinisches Problem, denn es gibt bisher keine
befriedigende medikamentöse Therapie, wohl aber ein
menschliches.
Es ist zutiefst traurig, den geistigen Verfall eines
vertrauten Menschen zu begleiten.
Für die Angehörigen trifft das in noch größerem Maße
zu, außerdem haben sie eventuell mit anderen
Schwierigkeiten zu kämpfen: Demente Patienten

haben Weglauf-Tendenzen, können aggressiv und enthemmt werden. Sie nehmen fremde Jacken mit. Sie werfen gelegentlich Windeln in die Toilette, was eine Rohrverstopfung verursacht. Eine notwendige Kanalreinigung kann schon einmal 2000 € kosten. Wenn Angehörige Demente selbst betreuen, kann das dazu führen, dass sie irgendwann mit ihren Kräften am Ende sind, und der Patient in die Kurzzeitpflege muss. Jede Veränderung des häuslichen Umfeldes verwirrt solche Patienten zusätzlich.

Kommen dann noch sog. Neuroleptika hinzu, um den Patienten ruhig zu stellen, schreitet die Krankheit schnell voran.

Beobachten kann man dann die bei Pflegefällen bekannten drei „S": „Sauber, satt, sediert".

Vorbeugende Maßnahmen sind weniger Sudoku oder Kreuzworträtsel als vielmehr körperliche Aktivitäten wie z.B. Tanzen und ausreichende Kommunikation mit den Mitmenschen.

Auch über die Ursachen kann nur spekuliert werden: Ist es das hohe Alter mit Ablagerungen und Durchblutungsstörungen im Gehirn?

Sind es womöglich die allgegenwärtigen elektromagnetischen Wellen?

Noch unbekannte Viren/Erreger?

Hier besteht noch viel Forschungsbedarf.

Auch zur Frage, warum Demenz immer häufiger auftritt.

Krebserkrankungen

Die moderne Medizin lieferte bisher mit Stahl, Strahl und Chemie keine hundertprozentig befriedigenden Ergebnisse bei Krebserkrankungen. Vielleicht ist das auch der Grund, warum die meisten betroffenen Ärzte bei sich selber auf die Maximaltherapie verzichten, diese ihren Patienten aber weiterhin empfehlen. Letztlich ist es eine zutiefst persönliche Entscheidung, wie man mit seiner Krebserkrankung umgeht. Vielleicht bietet die neue, auf den jeweiligen Menschen zugeschnittene Antikörpertherapie eine bessere Lösung? Krebserkrankungen haben gute Heilungsaussichten, wenn der Tumor in einem frühen Stadium diagnostiziert und chirurgisch entfernt wurde.

Vorbeugend kann man folgendes tun, um sein persönliches Krebsrisiko zu reduzieren:
Man sollte radioaktiver Strahlung und auch zu viel Sonnenstrahlung aus dem Weg gehen, man sollte weniger Gegrilltes und Frittiertes essen und man sollte sich allgemein mehr vegetarisch und zuckerarm ernähren. Prophylaktisch kann man auch Selen als Zelltherapeutikum einnehmen.

Außerdem sollte man seelisch nicht alles in sich „hineinfressen" und ein möglichst selbstbestimmtes

Leben führen.
Die Mistel-Therapie kann in einem palliativen
Stadium sinnvoll sein.
Palliativ bedeutet, dass hauptsächlich Beschwerden
der Krebserkrankung wie Ängste, Atemnot,
Erbrechen, Schlafstörungen, Schmerzen, Übelkeit,
etc. behandelt werden.
Krebspatienten sollten psychotherapeutisch unterstützt
werden, sie sollten ihr Immunsystem stärken und sie
sollten nie den Glauben an eine Heilung verlieren.
Die Aufgabe von Ärzten liegt darin, sie in all dem
bestmöglich zu unterstützen.

Rückenschmerzen

Rückenschmerzen zählen zu den häufigsten
Behandlungsanlässen.
Sie sind oft psychosomatisch bedingt, d.h. der Patient
hat eigentlich ein anderes Problem.
So können sehr oft Überforderung, Stress oder Sorgen
allgemein zu Rückenproblemen führen:
„Das starke Kreuz bricht."
Hier sollte der Doktor nicht nur Orthopäde sein,
sondern auch ein feines Gespür für den Patienten
haben.
Das gelingt dem Hausarzt leichter als dem
Orthopäden! Denn er kennt die familiären

Hintergründe.
Allgemein sollte man dann Hausarzt werden wollen, wenn man die Neigung hat, sich mit den Wünschen, Sorgen und Nöten seiner Patienten gerne zu beschäftigen.

Bandscheibenvorfälle sind hingegen ein eigenes Kapitel.
Sie heilen zu 99% ohne Operation aus.
Man sollte zuerst ausreichend Schmerzmittel, die zugleich Entzündungshemmer sind, einnehmen.
Der Beipackzettel dieser Medikamente liest sich zwar wie ein Lehrbuch der Inneren Medizin, aber man muss wissen:
Beipackzettel sind für Juristen geschrieben, nicht für Patienten!
Aus juristischen Gründen müssen alle Nebenwirkungen erwähnt werden, auch wenn das unnötig ist und Patienten oft verunsichert oder schlimmer noch, davon abhält, das jeweilige Medikament einzunehmen.

Ein zusätzlicher „Magenschutz" wie z.B. Pantoprazol kann aber trotzdem nicht schaden, wenn man längere Zeit Schmerzmittel der Gruppe der nichtsteroidalen Antirheumatika (NSAR) einnehmen muss.
Beispiele für NSAR sind Diclofenac, Ibuprofen oder Naproxen.

Eine weitere wichtige Therapie bei Bandscheibenleiden sind physiotherapeutische Maßnahmen wie Stanger-Bäder, Traktionen und Krankengymnastik.
Zur Entspannung der Muskulatur und zur Schmerzlinderung sollten auch Injektionen mit Lokalanästhetika zur Anwendung kommen.

Operiert werden sollte nur noch bei Alarmsymptomen wie Lähmungen, die zu Beginn vor allem die Zehen- und Fußheber betreffen, ferner bei starken Sensibilitätsstörungen und bei Störungen der Blasen- und Mastdarmfunktion.

Es ist immer richtig, wenn ein Patient oder eine Patientin auch selbst aktiv wird. Sport ist dabei eine wunderbare Sache, nicht nur für den Rücken, sondern auch für Herz, Kreislauf, Lunge und Gehirn. Empfehlenswert sind Ausdauer - und Krafttraining, die bis ins hohe Alter moderat betrieben werden können.

Stress

Wer hat heutzutage keinen Stress?
Stress-Ursachen können z.B. unsere Arbeit, die
Vorgesetzten und die Kollegen sein.
Auch das Pendeln von mehr als 50 km Entfernung
zum Arbeitsplatz erzeugt großen Stress, wie Forscher
feststellten.
Aber auch die Arbeitslosigkeit ist ein
Stressfaktor, wenn sie ungewollt ist.
Wer in einer Beziehung lebt, kann viel Stress erleben.
Nebenbei ein kleiner Tipp für Männer:
Glückliche Frau = Glückliches Leben oder auf
englisch „happy wife = happy life".
Wer in keiner Beziehung lebt, fühlt sich eventuell
einsam. Und Einsamkeit ist ein sehr starker
Stressfaktor.
Stress kann verursacht werden durch Eltern, Kinder,
Verwandtschaft und Freunde.
Ganz zu schweigen vom Stress, der durch Unfälle
oder verstörende Ereignisse wie Gewalterlebnisse
ausgelöst wird.
Dies kann zu posttraumatischen Belastungsstörungen
u.ä. führen.
Selbst die Behandlung von Krankheiten kann Stress
auslösen, wie zum Beispiel eine belastende
Krebstherapie.

Stress kann krank machen: Es seien u.a. der
Bluthochdruck mit seinen Folgekrankheiten
Herzinfarkt und Schlaganfall genannt.
Weitere durch Stress verursachte Krankheiten sind
Hörsturz, Ohrgeräusche und Herzrhythmusstörungen.
Stress kann eine bestehende Schuppenflechte oder
eine Neurodermitis verschlimmern.
Die Liste ist bei weitem nicht vollzählig, da auch die
Magenschleimhautentzündung und die Entzündung
des Dickdarms mit Namen Divertikulitis stressbedingt
vorkommen können.
Stress kann zu Adipositas führen.
Sehr korpulente Menschen hatten bzw. haben viel
Stress.
Was kann man tun?
Bewährt haben sich Meditation, Yoga,
Ausgleichssport und das bewusste Hören von Musik.
Positiv sind allgemein Tätigkeiten, in denen man in
einen Flow kommt.
Was ist ein Flow?
Das ist ein Zustand, in dem man glücklich ist, die Zeit
vergisst und sich ganz auf seine Tätigkeit konzentriert.
Vergleichbar dem Spielen eines Kindes, das sich
durch nichts ablenken lässt.
Besonders beglückend war für mich immer, länger zu
arbeiten als vorgesehen, meinen Patienten umfassend
zu helfen und müde, aber zufrieden nach Hause zu
kommen.

Medizin

Kollegen

Ich war bei einem Kollegen, seines Zeichens Internist, und ließ die lange aufgeschobene Darmspiegelung machen. Ausgemacht war ein friedliches Nickerchen, aber der Herr Kollege meinte, ich als Hausarzt sollte doch auch mal eine Darmspiegelung live erleben, also wurde keine Beruhigungsspritze gegeben. Am Anfang war der Blick auf den Fernseher noch ganz lustig. Dann wurde mir bewusst, das bin ja Ich!
Wie es sein musste, entdeckte der Kollege auch noch eine Besonderheit, einen Darm-Polypen. Natürlich musste dieser behandelt werden! Also wurden schnell Elektroden geklebt und dann wurde der Polyp mit dem Elektrokauter entfernt, natürlich in Vergrößerung und 3D.
Mir war, als hätte man mir den kleinen Finger amputiert!

Bei einem anderen Fall war ich als Student der Medizin zusammen mit einem mir gut bekannten Allgemeinarzt auf Hausbesuch. Man nennt das Hospitation, das ist im Prinzip ein Praktikum, das jeder Medizin Studierende leisten muss.

Wir waren in einem Arbeiterviertel, die Leute waren nett und freundlich. Zur Begrüßung wurde jedes Mal ein Schnaps angeboten. Da mein Kollege mit dem Auto unterwegs war und ich mit dem Fahrrad, hieß es jedes Mal: „Übernimm Du mal!"

Nach zehn Hausbesuchen waren wir fertig und ich stieg mit zehn Schnäpsen intus aufs Fahrrad. Alles ging gut, ich radelte die zehn Kilometer Rückweg mit Gottes Hilfe nach Hause.

Heutzutage mache ich so etwas Unvernünftiges natürlich nicht mehr!

Zum Schluss noch eine nicht ernst gemeinte Beschreibung meiner Kollegen:

Ein Chirurg ist ein Arzt, der alles kann, aber wenig weiß.

Ein Internist ist ein Arzt, der alles weiß, aber wenig kann.

Ein Psychotherapeut ist einer, der wenig weiß und wenig kann, dafür aber für alles das größte Verständnis hat.

Ein Pathologe ist einer, der alles kann und alles weiß, nur leider viel zu spät.

Fragt der Narkosearzt nach dem Sex seine Frau:
„Schatz, wie war es?"
Sie: „Super, ich habe überhaupt nichts gespürt."

Mikrobiologie

„Die Herrscher der Welt sind die Mikroben"
(Bernhard Kegel)

Leider sterben immer noch viel zu viele Menschen an
Bakterien, Viren und Pilzen.
Wobei ich mit Pilzen die mikroskopischen Erreger
meine.
Tuberkulose, Malaria, HIV und Co. sind immer noch
globale Problemkrankheiten.
In den letzten Jahren sorgten Resistenzen gegen
Antibiotika für neue Herausforderungen.
Resistenzen bedeutet, dass das Medikament nicht
mehr wirkt.
Die Pharmaindustrie hat es in den vergangenen Jahren
weitgehend versäumt oder nicht gewollt, neue Waffen
gegen Mikro-Organismen zu entwickeln.
Dies liegt leider an finanziellen Gründen, da
Antibiotika nur kurz, d.h. ein oder zwei
Wochen gegeben werden. An solchen Wirkstoffen
verdient man nicht so viel wie an Medikamenten, die
täglich ein Leben lang gegeben werden müssen.

Deshalb forscht die Pharmaindustrie so gerne an Blutdrucksenkern, Fettsenkern und an Medikamenten gegen Diabetes.
Dort lohnen sich die hohen Entwicklungskosten bis zur Produktreife.
Es sollte von Seiten der Staaten unabhängige Forschung gefördert und finanziert werden, die neue Antibiotika gegen Bakterien und neue Medikamente gegen Viren entwickelt.
Ansonsten könnte es passieren, dass wir den Wettlauf mit den Bakterien verlieren und in ein vor-antibiotisches Zeitalter zurückfallen.

Noch ein persönliches Wort:
Der Hausarzt ist ein gesunder Beruf.
Man ist auf Hausbesuchen an der frischen Luft.
Dies gilt vor allem für den Dorfarzt.
Die Tätigkeit ist ein ständiger Wechsel von Stehen, Gehen und Sitzen, also gesunder Abwechslung.
Durch den täglichen Kontakt mit „verseuchten" Patienten wird das Immunsystem gestärkt.
Bei mir hat das zu längeren Zeiträumen geführt, in denen ich keinerlei Erkältungskrankheiten hatte.
Eine solche Phase dauerte über zwanzig Jahre, erst dann hat es mich wieder „erwischt".

Organspende

Die Organspende ist prinzipiell ein Segen, denn sie
rettet Leben. Doch man muss genau hinschauen und
unterscheiden.
Die Organspende sollte nie geschäftsmäßig erfolgen!
Ich fände es auch richtig, wenn die Organvergabe
davon abhängig ist, ob sich jemand als Organspender
zur Verfügung gestellt hat.
Auch die Anzahl der Jahre, in denen er sich als
Organspender zur Verfügung gestellt hat,
sollten in diesen Verteilungsschlüssel für
Organempfänger mit einfließen.
Dann wäre die Verteilung gerechter als es momentan
ist. Natürlich wären bei einem solchen System die
Älteren benachteiligt. Aber seien wir doch einmal
ehrlich!
Gehört „neuer Wein in alte Schläuche", um es einmal
mit einem Wort der Bibel zu sagen?
Ich hatte leider das zweifelhafte Vergnügen, als
Narkosearzt an einer Organentnahme teilhaben zu
dürfen. Was mich am meisten entsetzte, war die
fieberhafte, geschäftige Atmosphäre während dieser
„Narkose". Und eine solche wurde es tatsächlich.
Obwohl der „Patient" zweifelsfrei hirntot war,
reagierte der Körper doch mit Pulsanstieg und
Blutdruckanstieg, was ich als Schmerzreaktion

deutete.

Also leitete ich eine normale Narkose ein, was zu einer Normalisierung der Körperfunktionen führte.

Jetzt bitte nur weiterlesen, wenn man starke Nerven hat!

Weniger toll war auch, dass der Augenarzt nach der Entnahme der Augäpfel keine passenden Glasaugen dabei hatte und der Leichnam danach statt blauer Augen ein Paar braune Augen hatte.

Die Organtransplantation bringt auch viele praktische Probleme mit sich, als da wären die doch erheblichen Nebenwirkungen der Medikamente, die der Organempfänger benötigt.

Trotz der Freude über das neue Organ führen die alltäglichen Einschränkungen und die Nebenwirkungen der Medikamente gelegentlich doch in eine starke Depression.

Letztlich muss jeder selbst entscheiden, wie er zur Organspende steht.

Ein freiwilliger Organspendeausweis ist gut, eine staatliche Vorgabe halte ich hier aber für völlig verfehlt.

Spiritualität

Sexualität

Wir haben auch gelegentlich mit Patienten zu tun,
deren Sexualität nicht zur Norm gehört.
Hier empfiehlt sich besonderes Fingerspitzengefühl.
Homosexualität wurde noch in den 1970er Jahren als
Krankheit betrachtet, die man zu behandeln versuchte.
Das war natürlich grober Unsinn.
Kein Mensch kann etwas für seine sexuelle Prägung,
die sich oft genug in einem frühen Alter ausbildet,
z.B. zwischen dem 8. bis 12. Lebensjahr.
Diese Prägung auf eine Variante menschlicher
Sexualität ist etwas zutiefst Einmaliges und
Individuelles und man sollte ihr mit Respekt
begegnen.
Prägungen lassen sich nicht behandeln, aber man kann
Patienten darin unterstützen, mit ihnen klar zu
kommen. Jeder Suizid z.B. wegen Homosexualität ist
einer zu viel!
Oder ein anderes Beispiel: Menschen, die sich zu
Kindern hingezogen fühlen, also Pädophile.
Natürlich dürfen solche Individuen ihre Sexualität
nicht mit Minderjährigen ausleben.
Man muss zuallererst die Kinder vor Ihnen schützen!

Man kann nämlich Pädophilie nicht heilen!
Aber man sollte solche Patienten aufklären und
schulen, damit sie besser mit ihrem Leben
zurechtkommen. Sie sollten lernen, Kindern in ihrem
Alltag aus dem Weg zu gehen.
Also gerade nicht den Beruf eines Kindergärtners,
Lehrers, Pfarrers, Schwimmmeisters oder
Kinderarztes ergreifen!
Alle Berufe, zu denen sie sich hingezogen fühlen, die
aber nicht empfehlenswert für sie sind, sollten
vermieden werden.
Abschließend möchte ich betonen, dass die
allermeisten Menschen, die die oben genannten
Berufe ausüben, keine Pädophilen sind!

Männer suchen gelegentlich den Hausarzt auf, wenn
es zu Problemen mit der Potenz kommt.
Dagegen gibt es bewährte Medikamente.
Wichtig ist in diesem Zusammenhang aber immer,
einen Diabetes mellitus, einen Bluthochdruck oder
eine Schilddrüsenfunktionsstörung auszuschließen.
Wenn man diese Krankheiten optimal einstellt,
verschwinden auch die Erektionsstörungen meist
wieder.
Sexualität ist etwas zutiefst Menschliches und
Schönes, das wird zum Beispiel auch in der Bibel so
gesehen im „Hohelied der Liebe".

Tod und Sterben

Für die Endphase im Leben eines Menschen sind
Hospize wertvolle Einrichtungen.
Ich lernte bereits 1988, nach der Lektüre von Büchern
über das Sterben von Frau Kübler-Ross, einen Monat
lang ein englisches Hospiz kennen.
Schlicht und ergreifend, weil es in Deutschland noch
keine gab.
Dieses Hospiz war wunderschön, ein großer
Holzpfahlbau in einem See, es gab ein Heer von
Freiwilligen, die alle ehrenamtlich arbeiteten: „Grüne
Damen", Friseure, Gärtner (frische Blumen) und
Handwerker. „Grüne Damen" hörten den Patienten
einfach nur zu, gaben Wasser, usw.
Finanzielle Mittel zum Unterhalt wurden über
Spenden gewonnen. Auch die Einnahmen aus
Tombolas und Flohmärkten wurden gespendet.
Dieses Prinzessin Alice Hospiz in Esher, wie es hieß,
war sehr beeindruckend.
Man zeigte mir am ersten Tag einen frisch
Verstorbenen, der in einem Kühlfach lag. Es war ein
noch jüngerer Mann mit langem Haar, der mich an
Jesus erinnerte. Zufall?
Ich konnte in dieser Zeit meine Doktorarbeit mit
neuen Ideen bereichern und danach in Deutschland zu
Ende schreiben.

Das Thema war die Schmerzbehandlung von Krebspatienten im Endstadium.
Diese Forschung führte später durch andere Personen zur Entwicklung von Morphin-Tabletten und Fentanyl-Pflastern.
Also sehr starken und wirksamen Schmerzmedikamenten.
Auf diese Doktorarbeit bin ich auch heute noch sehr stolz.

Jede/r sollte sich ausreichend Gedanken über den Tod und das Sterben machen. Wenn man wie ich im christlichen Glauben geborgen ist, verliert man die Furcht davor und glaubt an die Unsterblichkeit der Seele!

Ärzte sollten Sterbende nicht mehr als persönliches Versagen ansehen, sondern als das natürliche Ende eines erfüllten menschlichen Lebens.
Es bleibt jedem vorbehalten, wie er sein Lebensende gestalten will, ob mit Maximaltherapie auf der Intensivstation, ob im palliativen Hospiz oder ob im häuslichen Umfeld.

Anhang

I. Terminologie

Eine kurze Erklärung von Begriffen, die im vorliegenden Text verwendet wurden.

Endungen:

-itis = allg. Entzündung, z.B. Divertikulitis (=Entzündung eines Divertikels im Dickdarm)

-om = Geschwulst, Krebs; kann gut - oder bösartig sein: z.B. Lipom (benigne), Melanom (maligne)

-ose = allg. Krankheiten, z.B. Tuberkulose, Endometriose, Mukoviszidose

Aszites: Wasser in der Bauchhöhle

Peritonealkarzinose: Ein Zustand von Krebs am Bauchfell

Pleuraerguß: Wasser zwischen Lungen- und Rippenfell

Pneumothorax: wörtlich „Luft-Brustkorb", d.h. Luft zwischen Lungen- und Rippenfell. Entsteht z.B. nach Stichverletzungen (extern) oder durch Platzen eines Lungenbläschens (intern).

II. Abkürzungen

allg.	=	allgemein
bzw.	=	beziehungsweise
ca.	=	circa
etc.	=	et cetera (= und so weiter)
lat.	=	lateinisch
max.	=	maximal
o.g.	=	oben genannt
Prof.	=	Professor
sog.	=	sogenannte(r)
u.a.	=	unter anderem
u.ä.	=	und ähnliches
usw.	=	und so weiter
z.B.	=	zum Beispiel

III. Danksagungen

Meinen Eltern, die mich dazu ermutigt haben,
Medizin zu studieren.

Meiner Frau, die mich von den meisten Pflichten
entbunden hat, sodass ich in Ruhe schreiben konnte.

Meiner Tochter, die sich die Mühe machte, meine
Entwürfe zu lesen, und mit der ich immer wieder
diskutieren konnte.

Meinem Lektor Peter Stumpe, der außerordentlich
gute Arbeit leistete.

Meinen Freunden, die sich immer wieder meine
Gedanken anhörten und mit ihren Kommentaren
wertvolle Hilfe leisteten.

IV. Quellen

V. Copyright

VI. Impressum

3. Auflage

Verlag: BoD · Books on Demand GmbH,
Überseering 33, 22297 Hamburg,
bod@bod.de
Druck: Libri Plureos GmbH,
Friedensallee 273, 22763 Hamburg

ISBN: 978-3-7693-1524-0

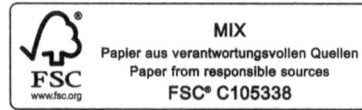